LE VÉGÉTARISME RATIONNEL SCIENTIFIQUE ET LE DOCTEUR BONNEJOY (DU VEXIN)

Galerie Biographique du « Panthéon du Mérite »

AVEC PORTRAIT ET DEUX FAC-SIMILE.

PRIX : 1 FRANC

BORDEAUX
IMPRIMERIE G. GOUNOUILHOU
11, RUE GUIRAUDE, 11

1889

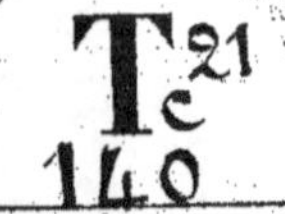

LE

VÉGÉTARISME RATIONNEL

SCIENTIFIQUE

ET LE

Docteur BONNEJOY (du Vexin)

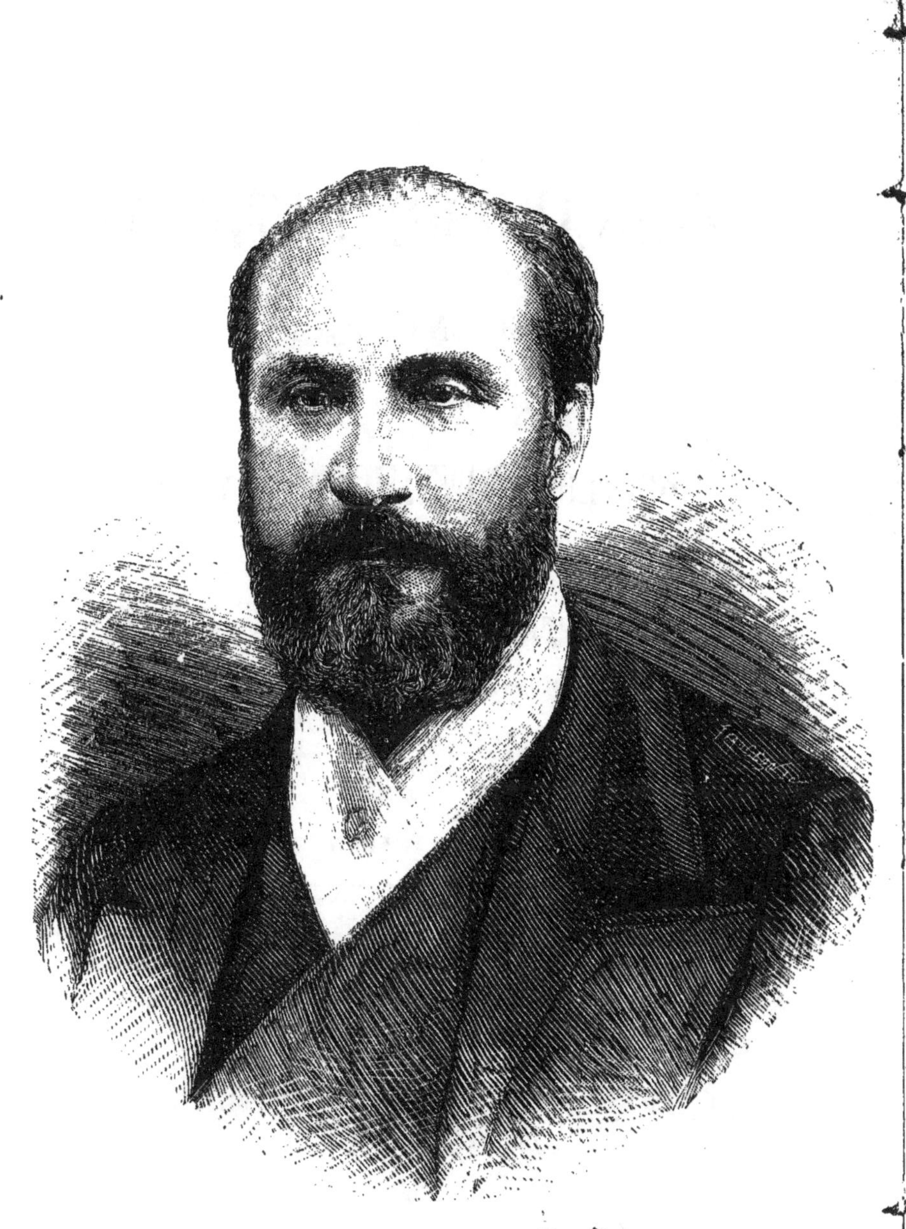

Docteur BONNEJOY (du Vexin)

LE

VÉGÉTARISME RATIONNEL

SCIENTIFIQUE

ET LE

DOCTEUR BONNEJOY (DU VEXIN)

Galerie Biographique du « Panthéon du Mérite »

AVEC PORTRAIT ET DEUX FAC-SIMILE.

PRIX : 1 FRANC

BORDEAUX
IMPRIMERIE G. GOUNOUILHOU
11, RUE GUIRAUDE, 11
—
1889

LE VÉGÉTARISME RATIONNEL

ET LE

Docteur BONNEJOY (du Vexin)

Le Végétarisme, doctrine diététique [1] fort répandue chez nos voisins, mais moins connue en France, quoiqu'elle y soit née avec Gleizès à la fin du siècle dernier, ne compte pas, là et à l'heure présente, de représentant ou d'apôtre plus autorisé et plus militant que le Dr Bonnejoy (du Vexin), auteur de la théorie du « *Végétarisme rationnel* », un progrès sur le V. Sectaire, et qu'il s'efforce, avec un louable zèle, de préconiser par la parole, le livre, le journal et même son exemple à lui-même et à toute sa maisonnée.

*
* *

Le Dr Bonnejoy est né à la fin du premier tiers du siècle, en 1833, dans le centre du Vexin, en Seine-et-Oise, à une lieue du village de Chars, qu'il habite actuellement, et dont est originaire sa famille mater-

---

(1) Diététique. — Subst. et adj. fém. Art de conserver la santé ou de la rétablir par le régime de vie. *Les préceptes de la Diététique.*

— Qui concerne le régime et le choix des aliments. *Doctrine diététique. Régime diététique. L'emploi des moyens diététiques.* — V. Dictionnaire de l'Académie, édit. de 1835.

Διαιτα. — Régime, genre de vie, de nourriture... etc.; le mot « *Diète* » a été dévoyé de son étymologie vraie (Dictionnaire grec).

nelle. Mais, à peine sorti de nourrice, il dut suivre son père, venant de famille lorraine [1], et qui, faisant partie de l'administration de l'Enregistrement, comme du reste, aujourd'hui encore, presque toute sa famille, fut envoyé à Moulins, en Bourbonnais.

*
* *

Quelques années plus tard, M. Bonnejoy père allait à Vire (Calvados); là le docteur eut la douleur de perdre sa mère, qui, comme celle de Lamartine, fut sa première institutrice en Végétarisme. Il commençait alors ses études, qu'il continua ensuite aux lycées de Nevers, de Bourges, puis à Pontoise et à Paris, où il passa ses deux baccalauréats ès-sciences et ès-lettres, puis fit ses études de médecine, et, en 1862, passa sa thèse sur — « *Les applications de l'électricité à la thérapeutique* », un sujet peu connu alors, mais dont le jeune docteur pressentait dès lors et signalait les progrès futurs.

*
* *

Le Dr Bonnejoy, fixé d'abord à Paris, ne tarda pas à se signaler par des cures remarquables. La première,

(1) On sait qu'une de ses tantes, amie intime de la duchesse d'Abrantès, vint à Paris vers 1830, et qu'elle se fit un nom dans la pléiade des romantiques-femmes. Mme Bonnejoy-Pérignon a publié successivement : — « *Un Mariage d'inclination* » 1837 : — « *Une Passion entre époux* » 1838 ; — « *La Duchesse de Bragance* » 1840, etc., etc. ; elle est morte vers 1859.

Un des oncles du Docteur, M. Victor Bonnejoy, viticulteur distingué, fut un précurseur de Pasteur dans le chauffage des vins. En 1844, la Société d'Agriculture de Nancy a couronné le procédé qu'il employait depuis plus de dix ans, sous le nom de « *Procédé Bonnejoy* ».

publiée par la *Gazette des Hôpitaux*, du jeudi 28 juillet 1864, est intitulée : — « *Aphonie guérie instantanément par l'électricité* ». Il en conserve encore le numéro jauni et collé sur des cahiers in-4°, où il a religieusement fixé, depuis lors, tous les articles publiés par lui dans divers journaux et qu'il a pu se procurer ; en 1887 il est arrivé au dix-huitième cahier. Vient ensuite, en octobre 1865, la — « *Nouvelle forme de Paraplégie, suite de couches, traitée et guérie par l'électricité* ». Toujours dans le même journal : il s'agit d'une dame qui, d'après la *Gazette*, était malade depuis cinq ans et ne pouvant même plus, depuis deux ans, se traîner sur ses béquilles devenues inutiles. Le traitement dura longtemps, une année environ ; mais il fut enfin couronné d'un entier succès, et, par une curieuse particularité, la malade, quand elle fut guérie, voulut traverser Paris pour apporter *elle-même*, à son sauveur, les béquilles sur lesquelles elle s'était longtemps traînée, et qu'elle croyait bien ne plus jamais quitter de sa vie. Disons qu'aujourd'hui encore le docteur les a pendues dans son cabinet, tout comme nos ancêtres, d'après les anciennes gravures, en garnissaient les alentours de l'image d'un saint vénéré.

*
* *

Et ainsi de suite, en continuant la lecture de ces cahiers curieux, archives de la publicité professionnelle et littéraire du Dr Bonnejoy. Cependant, fidèle à un des principes végétariens qu'il formulera plus tard, que « la pureté de l'air respiré est une des conditions indispensables de la vie en santé », il tient ouvertes, la nuit comme le jour, les fenêtres de sa chambre à coucher. Notre docteur a raconté, dans un intéressant article reproduit par une grande partie de la presse et intitulé : « *De l'habitude végétarienne de coucher les fenêtres ouvertes* », les étranges démêlés et les déboires qui assaillirent dans son initiative hygiénique. Sa profession le mettait, plus à même qu'un autre, de constater le méphitisme repoussant que l'on sent, au matin, dans nos chambres hermétiquement closes. D'ignares voisins ne voulaient pas qu'il cherchât à tuer, par un *flambage* sommaire, les microbes qu'il y constatait, mais dont la théorie n'était pas encore en honneur comme aujourd'hui, etc., etc.

*
* *

Ce sont de curieux, mais bien tristes épisodes de la vie et du martyrologe des précurseurs, des inventeurs et des gens qui devancent leur époque, que ces luttes et ces résistances acharnées de la Routinomanie populaire, des intérêts, des égoïsmes, de la méchanceté, etc., contre les innovations les plus rationnelles et les mieux établies; les classes élevées ou instruites n'en sont même pas parfois exemptes. Le docteur ne rapporte-t-il pas, dans un article des cahiers que nous analysons sommairement, intitulé « Les bains d'air », une de ses pratiques journalières, « qu'il a tenu entre les mains » un jugement *moderne* où des magistrats, du reste sans doute éclairés, la considèrent comme un délit!!!... C'est à mettre à côté de l'ancienne jurisprudence sur les sorciers, etc. Or, notez que de l'autre côté de la frontière, dans la libre Suisse, entr'autres, il existe des établissements florissants où les bains d'air sont employés, recommandés, et font partie du traitement. Qu'on dise encore que nous « marchons en tête de la civilisation !!! »

*
* *

Béranger n'a-t-il pas dit, dans des vers navrants de vérité, parlant des chercheurs, inventeurs et bienfaiteurs de l'humanité :

..... « *On les persécute, on les tue,*
Sauf, après un lent examen,
A leur élever une statue,
Pour l'honneur du genre humain ! »

Il semble que ce soient des ennemis publics ; c'est à qui, des ignorants, même de certains soi-disant savants, ou des obscurantistes, s'acharnera après eux. Sauvage, inventeur de l'hélice, meurt, en 1840, en prison pour dettes, voyant, de la fenêtre de son cachot, évoluer des navires munis de son invention. Gleizès est traité de fou, et Pasteur lui-même, après avoir, durant trente-cinq ans, lutté pour sa découverte des microbes, ne voit enfin la gloire et la notoriété lui arriver : — gloire, du reste, déjà contestée par des ennemis acharnés ! — que quand, depuis quinze ans déjà, ses principes sont appliqués de toute part à l'étranger par des savants qui lui rendent un hommage que nous lui refusions. La déclaration officielle d'adhésion de la Société de chirurgie française aux pansements antiseptiques de *Lister,* ou Pasteuriens, ne date que du 1er mai 1885...! etc., etc.

*
* *

En 1868, et les années suivantes, nous trouvons le Dr Bonnejoy médecin hydrologue et inspecteur des eaux de Forges. En 1870, étant parti pour sa résidence en pleine paix, il trouva Paris fermé quand sa saison fut finie. Il revint alors à la maison paternelle de Chars-en-Vexin, où il se mit sous le drapeau de la convention de Genève et installa une ambulance. Mais bientôt, les Prussiens envahissant le pays, les communications furent interrompues, et la science du docteur ne servit qu'à soigner les « bobos » de quelques malheureux « landwehr ».

*
* *

Le docteur a raconté quelque part, dans la publication, avec *fac-simile* d'un manuscrit du XIVe siècle de sa bibliothèque [1], comment, à travers les dangers de toute nature, il parvint à retirer de sa maison de Paris, située directement sous le feu des canons de la Commune, ses livres, ses incunables et ses manuscrits anciens les plus précieux, qu'il parvint, à l'aide d'un déguisement, à sauver et transporter intacts dans sa propriété du Mégalithe, à Chars; ainsi nommée d'un beau mégalithe celtique calcaire des environs, nommé par tradition : « la Pierre qui tourne », qu'il sauva du marteau des casseurs de macadam, et fit, en 1879, transporter et dresser au devant de sa maison. Le

[1] *Vie de Saint Yves*, d'après un manuscrit du XIVe siècle, appartenant au Dr Bonnejoy. — Saint-Brieuc, 1884.

Mégalithe a la forme triangulaire d'une hache votive et porte 2m30 environ de haut. C'était, sans doute, une « pierre probatoire » qu'il fallait qu'un accusé fît tourner sur son axe, au risque d'être écrasé sous les trois milliers environ qu'elle pèse ; de là son nom traditionnel, qui, du reste, est resté attaché au triage ou canton où elle se trouvait. Les Guide-Hachette, les géographies la mentionnent, et Malte-Brun la cite, au département de Seine-et-Oise, sous le nom du Dr Bonnejoy, dans sa « grande géographie de la France ».

*
* *

Dans les années qui suivirent celle de la guerre, le père du docteur étant venu à mourir, celui-ci quitta le grand « Marais humain », appellation humoristique et vraie qu'on retrouve à chaque instant dans ses travaux au *Petit Journal de la santé,* où il tient haut et ferme, depuis sa fondation, le drapeau du Végétarisme militant. Il vint s'installer dans sa propriété du Mégalithe et se consacrer à la médecine rurale, délassement et alternance de ses travaux de cabinet, qu'il continue toujours dans l'intérêt du Végétarisme. — Là il peut appliquer la théorie complète de son Végétarisme rationnel, dont nous exposerons tout à l'heure le résumé rédigé par lui-même, gêné qu'il était, on le comprendra, de le faire au milieu des mille embarras et esclavages parisiens. La meilleure démonstration de l'excellence du Végétarisme rationnel, le docteur l'a donnée par son exemple : sa santé s'est améliorée ; une maladie, fruit d'un séjour depuis plus de vingt ans dans la panspermie parisienne, traitée longtemps inutilement par la polypharmacie du jour, a disparu grâce à lui, et il porte allègrement ses cinquante-cinq ans d'âge et ses vingt-cinq années de pratique médicale.

* * *

La première publication en volumes du Docteur, outre les articles de journaux, remonte à 1866. Elle est intitulée : — « *Des moyens pratiques de constater la mort par l'électricité* ». Elle eut un grand retentissement dans la presse : Louis Figuier lui consacra quatre pages dans son « Année scientifique » de 1867. Jusqu'en 1870 il publia successivement : — « *L'hydrologie au XIVe siècle* », traduction d'un incunable de sa bibliothèque. — « *Usage des eaux minérales chez les anciens* ». — « *D'une source d'eau de mer sulfureuse nouvellement trouvée au Havre* ». — « *De quelques nouvelles sources découvertes dernièrement à Forges-les-Eaux* ». — « *Du crénate de fer et des eaux de Forges,* » etc., etc. — Au moment de l'invasion, se trouvant, par le fait, interné dans le village de Chars, l'idée lui vint d'occuper ses loisirs en compulsant ses archives. De ce travail résulta, en 1873, le volume intitulé : — *Chars-en-Vexin, son vieux château, son Hôtel-Dieu, son église, etc.*, étude historique très consciencieusement faite, où, dans l'avant-propos, il en raconte la génèse, et qui, imprimée tout d'abord aux frais d'une société de Seine-et-Oise, a vu sa deuxième édition couronnée d'une médaille d'honneur de la Société d'Encouragement au Bien, branche de l'Instruction populaire. Depuis, il a encore publié : en 1879. — « *Les monuments mégalithiques du Vexin : La pierre qui tourne,* » en 1880.

— « *De la frontière entre les Bellovaques et les Véliocasses* », en 1882. — « *Des pierres à broyer les grains chez les Celtes, objets trouvés à Chars-en-Vexin.* » Puis après, en 1884, un plus fort volume : — « *Principes d'alimentation rationnelle* », où se trouvent exposés et discutés les axiomes fondamentaux de la doctrine du « Végétarisme rationnel ». Puis enfin, et tout dernièrement, la Lecture, avec *fac-simile* de huit planches et traduction, etc., du manuscrit du XIVe siècle de sa bibliothèque que nous avons déjà mentionné tout à l'heure; la réimpression d'une plaquette voltairienne rarissime, de même provenance; celle d'une chanson de la Ligue sur Pontoise; deux chartes du XIIe siècle de ses collections dans la Revue historique de Charavay; etc., etc. De plus, il prépare l'édition du « *Traité de Végétarisme Scientifique raisonné et pratique* », livre destiné à formuler définitivement sa doctrine, à la faire connaître au monde savant, et le premier écrit en France sur la matière, par un membre du corps médical français.

*
* *

Le Dr Bonnejoy a eu l'heureuse chance d'avoir un père qui, précurseur, il y a quarante ans, des idées d'aujourd'hui, a voulu que son fils s'exerçât, dans sa jeunesse, au travail manuel; il forge, lime, tourne, menuise, rabote, etc. Nous avons vu deux brouettes et un banc de jardin qu'il vient de terminer : ce travail lui est d'un grand secours comme diversion à la fatigue du cabinet. Entre-temps, il relie ses livres lui-même au maroquin ou à la basane, et il est même l'inventeur d'une charmante reliure ou cartonnage à charnière en vélin blanc imitée des reliures molles italiennes, qui offre à la fois souplesse, élégance et solidité. Il a gravé lui même son *ex-libris* allégorique qui porte, comme dernier plan, la vue de la maison du Mégalithe; lithographié ou dessiné diverses figures de ses ouvrages; celles de son *Histoire de Chars;* les planches schématiques d'un curieux mémoire qu'on imprime en ce moment. — « *De l'érection, par les anciens peuples, des mégalithes et des dolmens, sans machines* » ; où il tranche d'une façon ingénieuse une question de science préhistorique fort controversée, etc.

*
* *

On le voit par ce rapide exposé, où nous ne sommes pas sûrs de n'avoir rien oublié, notre Docteur se délasse des publications philosophiques ou médicales par l'Archéologie et la Paléographie, etc. C'est, du reste, aussi un Bibliophile et un collectionneur émérite, et sa maison du Mégalithe est pleine, comme un petit musée, de collections de toute nature : Coquilles, minéraux, numismatique, tableaux de maîtres, faïences et porcelaines anciennes, statuettes, gravures rares, chartes, pièces historiques et uniques, autographes, livres, manuscrits sur vélin, dont un du VIIIe siècle, incunables, miniatures, objets locaux, etc., etc., lui constituent un milieu artistique où il se plaît à la vie intelligente, scientifique, et aussi végétarienne, qui lui permet de jouir des sensations exquises de cette existence; car comment les ressentir sans mélange si on est dévoré d'une dyspepsie ou maladie nécrophagique quelconque?

Il possède aussi, en Bretagne, au bord de la mer, une ancienne église désaffectée du XIIIe siècle, avec des statues archaïques, etc., excellente occasion pour se plonger dans les flots marins.

*
* *

C'est un sauvage et romantique pays, d'un pittoresque achevé; resté celtique quant à la langue, tout parsemé de grèves et de rochers étranges de granits verts ou rouges, de porphyres rouges et noirs qui lui font un paysage mélancolique, d'une couleur à part et dont l'aspect poétique séduisit naguère Ambroise Thomas, le compositeur, qui acheta l'île voisine de *Ziliec*, où il se retire en villégiature et s'inspire de la sublime solitude et des bruits de l'Océan. Là, l'eau de mer, limpide comme un cristal, se brise dans les durs rochers en formant des douches naturelles et sans danger, de mousse saline, que l'on peut recevoir dans les baignoires ou cuves polies par le flot, et creusées par la nature dans la masse porphyrique ou gr nitique; certaines, plus grandes, ont un fonds de sable doux, et là, le jusant passé, des femmes ou des enfants peuvent se baigner dans une eau chauffée par le soleil, et déjà adoucie par le courant du *Gulf-Stream*.

*
* *

Voici les principaux titres des articles du Docteur publiés dans le « *Petit Journal de la santé* » et divers autres journaux, relevés dans les cahiers précités : — « *La question du pain* » — « *Paris il y a 100 ans* » — *La lueur de Paris et sa Panspermie* » — « *Les Microbes* », 20 articles qui eurent un tel retentissement à l'étranger qu'un journal du Pérou, « *La Industria* », grande feuille qui se publie à « Iquique », le port des mines d'argent du Potose, à 3,000 lieues de la France, en reproduisait une analyse dans un article scientifique du numéro du 2 avril 1885, qui commençait ainsi :

SOBRE MICROBIOS

« El « Petit Journal de la santé » está publicando una » série de artículos muy interesantes escritos por el » Doctor Bonnejoy » acerca de los microbios : el autor » atribuye en ellos la mayor parte de las enfermedades » epidémicas á la aglomeracion de gente en las grandes » ciudades.....

.....» Enumera el « Doctor Bonnejoy » las diversas » fuentes de vapores putridos que envenenen el aire en las » ciudades, provenientes : unos de las carnicerias, otros » de los cementerios, estos de los hospitales... etc., etc. »

Ce qui signifie : « *Le Petit Journal de la santé* » publie » en ce moment une série d'articles de grand intérêt du » Dr Bonnejoy, au sujet des « microbes » : l'auteur leur » attribue la majeure partie des maladies épidémiques » qui sévissent sur les agglomérations des grandes » villes...

..... » Le Dr Bonnejoy passe en revue les diverses » sortes de miasmes putrides qui empoisonnent l'air » des villes : les uns proviennent des boucheries ou » abattoirs, d'autres des cimetières, d'autres des hôpi- » taux... etc., etc. » Cet écho si lointain des idées et des travaux de notre Docteur est assurément remarquable et prouve leur importance.

Nous relevons ensuite : — « *De l'habitude végétarienne de coucher les fenêtres ouvertes* » — « *Les adultérations du pain* » — « *Les falsifications de la viande* » — « *La sophistication des boissons* » — « *La campagne et les bébés* » — « *Les outranciers de la production* », curieux article où l'auteur prédit ce qui arrive aujourd'hui : « le phylloxéra des grains et farines » signalé actuellement sous le nom d'*Ephestia*. — « *Les bains d'air* » — « *Les mouilleurs* » — « *Un déjeuner végétarien* » — « *L'allaitement maternel* » — « *Les herbes indigènes* ». On sait que le Docteur n'est pas partisan de la ridicule Polypharmacie du jour. — « *Le Surmenage intellectuel* », travail où il prend énergiquement la cause de nos bébés contre la « Pédantocratie » actuelle, et qui lui valut des lettres d'éloges du directeur du journal « *La Jeune Mère* », et une offre de collaboration. — « *Les Entassés* », trois articles, ce sont les gens des grandes villes. — « *L'insomnie microbique* » — « *Les suggestions* » — « *Le soldat à lunettes* » — « *La physiatrie* » — *La puériculture* » — « *Le végétarisme rationnel* », deux articles. — « *La suggestion sexuelle* » — « *L'hypnotisme au Palais* », travaux très curieux d'actualité et pleins de ces faits étranges, connus depuis longtemps, mais obstinément niés par notre Routinomanie aveugle, et dont force est bien aujourd'hui de s'occuper enfin. — « *La Concubinarité* », pratique très commune, mais la source pourtant de bien des contagions, sans compter le « Microbisme » humain des deux sexes... — « *Les Cimetières ambulants* », appellation humoristique et vraie, infligée aux nécrophages par les végétariens de Suisse. — «*La Zoothérapie*», branche nouvelle, et aussi inconnue qu'efficace, de la thérapeutique, mise en lumière par l'école végétarienne de Lausanne. *L'Obscurantisme*, etc., etc., et bien d'autres encore; mais cette énumération, quoique incomplète, suffit pour donner un aperçu de la valeur Littéraire, Scientifique et Philosophique de notre Docteur.

* * *

Ajoutons aussi, pour être complet que, depuis environ une dizaine d'années, le Docteur a fait des conférences, d'abord dans un voyage qu'il fit en 1882 chez les Végétariens de Suisse, à Lausanne, Saint-Gall, etc., sur sa doctrine; puis après à Paris, etc. De Suisse, il a rapporté l'idée de doter la France d'établissements végétariens à l'instar de ceux de la Waid, dirigés par le Dr Dock, et où on accourt de tous pays. Dans ces maisons de santé, on traite les maladies d'après les principes de la Physiatrie et du Végétarisme : deux sciences à peu près inconnues de notre Routinomanie aveugle et arriérée, excluant l'insensée Polypharmacie du jour et traitant les maladies par les influences salutaires des eaux, de l'air pur, des bains de soleil et d'air, etc., etc. Le succès le plus grand sanctionne là ces principes, qui rentrent dans la théorie générale du Végétarisme rationnel du Dr Bonnejoy. Particularité remarquable, M. Louis Figuier, toujours le premier sur la brèche en avant du progrès et qui est déjà cité plus haut, signale à dix-huit ans de distance, dans son *Année scientifique* de 1884, les résultats remarquables obtenus déjà à l'établissement de Chars-en-Vexin, chez notre Docteur. Il faut espérer, pour la justification de notre amour du progrès, que ces résultats ne feront que s'accentuer, et que la philanthropique initiative du Dr Bonnejoy sera couronnée d'un plein succès.

Comme linguistique, notons encore que le docteur est Président de l'Institut du « *Pracostal* », une langue commerciale universelle à radicaux latins, en concurrence avec la base germanique ou saxonne du fameux «*Volapück*», comme la langue «*Maldant*» ou autres; conférencier de la Ligue de l'Enseignement, de l'Association bretonne, de l'Académie normande, de la Société magnétique de France, etc., etc.

*
* *

Le Docteur, comme délassement de ses nombreux travaux, aurait le droit peut-être de figurer dans le curieux livre de feu le Dr Chéreau, son ami, intitulé : « *Le Parnasse médical Français.* » Il est au rang des adorateurs discrets de la muse poétique; car, disons-le tout de suite, il n'a jamais imité certains « Golgotheurs » (un bien joli mot de Victor Hugo) ou autres des deux sexes qui, tout pleins de larmes plus ou moins sincères, prennent le public à témoin de choses que la publicité déflore et prostitue. Aucun volume de prétentieuses « petites lignes » ne se voit sous son nom de par le monde. Mais de temps en temps quelque journal publie une bluette comme celles que nous donnons plus loin, ou bien il adresse à quelque ami une épître enjouée et de rythme facile en *vers blancs*, comme ci-dessous... ou autres :

Quand on n'est pas Musset, Hugo ou Lamartine,
Il y a de l'outrecuidance
A se montrer au public
Sous couverture rose, ou saumon, ou bleu tendre...
Et notre Docteur timoré
N'a garde à se laisser aller
A cette gloriole inutile.

*
* *

Le Panthéon du mérite n'est ni le premier ni le seul dans ses appréciations sincères du Dr Bonnejoy. Nos lecteurs n'en doutent pas, vu le choix qui préside à ses « biographies » mais, comme preuve, voici des extraits d'un article du *Journal Barral*, revue bi-mensuelle autorisée, et qui donne, dans chacun de ses numéros, le portrait-biographique d'un homme du jour; l'article est sous la signature de M. Georges Barral, son rédacteur en chef :

« ... La science diététique est donc inconnue en France; à l'école, personne ne la professe. C'est un enseignement à créer. Pour commencer, le Dr Bonnejoy s'est servi du livre et de l'exemple. — Comme exemple à donner, il a choisi les siens et sa personne. Il habite Chars-en-Vexin, au château du Mégalithe, sur le point le plus élevé de Seine-et-Oise, entre Paris et la mer. Tout le monde s'étonne, dans le voisinage et les environs, de ne voir jamais sa maisonnée se rendre à la boucherie, et de constater la plus robuste santé chez les siens et lui-même, malgré l'activité épuisante de son existence de médecin. Comme tribune, il a donc pris le livre, et ses *Principes d'alimentation rationnelle* constituent le véritable Code pratique du Végétarisme.

» Écrit avec clarté, esprit, infiniment de bon sens, une science profonde et aimable, cet ouvrage est un petit chef-d'œuvre d'exposé scientifique, un traité magistral et pratique de Végétarisme. Il est appelé à faire beaucoup d'adeptes à cette doctrine réformatrice de nos mœurs alimentaires... »

« Le Dr Bonnejoy appartient à cette féconde école expérimentale des Claude Bernard, Pasteur, Chevreul, Barral, Boussingault. Après avoir fait de fortes études médicales à Paris, et suivi les cours et les laboratoires de ces savants, il s'adonna à ses recherches diététiques et à l'apostolat du Végétarisme. Il a fait des conférences à Paris et à Lausanne, sur la rénovation organique. Il est membre honoraire de la Société des Végétariens de Genève et membre de la Société française d'encouragement au Bien, dont il a reçu la croix et deux médailles d'honneur (1882-1884). Il appartient encore à la Société d'Archéologie lorraine. Il est l'auteur de divers ouvrages, et il est le premier qui ait publié une brochure sur la constatation de la mort par l'électricité. En 1866, lors de son apparition, il en a été beaucoup question, et dans l'*Année scientifique de 1867*, de M. Louis Figuier, on trouve tout un chapitre sur les recherches du Dr Bonnejoy. Il a reçu ces deux médailles d'honneur pour ses travaux et ses efforts, qui sont ceux d'un homme tout dévoué au progrès et à la science, et aussi une médaille d'argent, grand module, qui vient de lui être décernée tout récemment (septembre 1887), remise en séance publique, par le ministre; etc., etc. »

Le numéro du 20 novembre de l'*Encyclopédie contemporaine*, revue hebdomadaire très estimée, donne, du

Docteur, un magnifique et inédit portrait avec un long exposé de sa doctrine, signé de M. Ph. Linet, son rédacteur en chef. Cette revue a déjà publié ainsi ceux du professeur Raoux, de Lausanne; de *Madame* Kingsford, Docteur en médecine; de la duchesse de Pomar; des Docteurs Montefusco, de Naples; Semmola, sénateur d'Italie; Dock de Saint-Gall, en Suisse, etc., et autres Végétariens étrangers de marque.

On vient de le voir, notre Docteur est un élève du laboratoire de Cl. Bernard, l'éminent physiologiste. Ce dernier aussi avait d'autres aptitudes que la science; la preuve en est dans une pieuse publication posthume : « *Arthur de Bretagne* », drame en 5 actes, dont ce savant est l'auteur, faite en 1887 par une souscription entre les admirateurs, les amis et les élèves de Claude Bernard. A la page XIV de la Préface, le Dr Bonnejoy figure parmi ces derniers. Pasteur, le savant connu, on peut le dire, dans le monde entier, lui adressait naguère la lettre suivante (on sait que Pasteur a le titre de docteur en médecine) :

« Monsieur BONNEJOY,

Lauréat de plusieurs Sociétés savantes,

Propriétaire à Chars-en-Vexin (Seine-et-Oise.)

« Monsieur, pour juger la question intéressante que vous voulez bien me soumettre, li faudrait, outre certaines connaissances en Microbie, être médecin, et je ne le suis aucunement.

» J'y penserai cependant, et j'en parlerai à des médecins.

» Avec mes remercîments, veuillez recevoir l'assurance de ma *haute estime* et considération.

» L. PASTEUR.

» Le 8 juillet 1885. »

Fac-simile de la lettre de PASTEUR.

On reconnaît là l'admirable modestie et la simplicité de l'homme que l'Europe admire ; et son témoignage est assurément précieux pour le Dr Bonnejoy, qui, faut-il le dire, a fait encadrer cet intéressant autographe et l'a mis au lieu le plus honorable de sa bibliothèque.

*
* *

Dans sa propriété du Mégalithe, dont nous parlions tout à l'heure, le Docteur donne un exemple assurément bien rare — on pourrait même dire unique aujourd'hui dans le corps médical Français — d'application de ses principes ou axiomes que le lecteur verra bientôt. Fidèle à la tradition Gleizénique de fabrication autonome, il fait et produit lui-même, chez lui, son pain, etc., suivant les indications de son livre précité : « *Principes d'alimentation rationnelle.* » Ce pain est fabriqué avec le levain naturel du blé et de la farine de méteil pur, à l'exclusion absolue de tous les produits de la chimie employés par les boulangers du jour et de toutes les levures chimiques, zymotiques ou fabriquées, dont ils se servent, lesquelles détruisent la nutritivité du blé, s'ils leur permettent un gain considérable : il a le goût, l'odeur et la saveur exquise, de l'aveu de tous ceux qui en ont goûté. Cependant, le Docteur avoue n'avoir fait que copier les anciens procédés décrits dans les livres des XVIIe et XVIIIe siècles qui recommandent, par exemple, de faire la pâte avec une décoction de graines ou d'herbes, d'y ajouter 1/10e de recoupe, etc. ; mais ces manières de faire, usitées encore il y a quarante ou cinquante ans, ont été abandonnées complètement depuis que des industriels lucrophiles se sont emparés, on peut dire, partout en Europe, de la panification du « premier des aliments », qu'ils ont transformé au détriment de la santé publique. Notre Docteur fait ainsi passer le Végétarisme, jusqu'ici resté un peu dans le domaine nuageux de la pure théorie, dans celui du fait et de la pratique, en appliquant, pour lui et les siens, les règles qu'il a édictées. C'est à cette particularité qu'il doit une partie de la notoriété que nous constatons, due à son pain végétarien de ménage Français, et à sa détermination de préconiser surtout la médecine préventive et même curative par la Physiatrie, l'Hygiène et la Diététique végétarienne, assurément, de toutes, la meilleure qui soit.

Ces soins minutieux ont leur importance, car notre docteur dit souvent : « Ne fait pas du *bon* végétarisme » qui veut ni où il veut, » et il est certain qu'en l'absence d'une direction éclairée ou de produits purs, on tombe infailliblement dans le faux végétarisme que nous verrons plus loin, et qui morbifie et minore l'Économie.

Il est bien vrai que, selon un axiome favori du Docteur, que l'on rencontre souvent dans ses ouvrages ou ses autres travaux : « L'hygiène et la Diététique sont les deux sciences primordiales de la vie », quoiqu'elles ne soient à peu près enseignées nulle part, en France du moins; et on peut en déduire cet autre, de la même provenance : « L'ignorant avale à tort et à travers, et, quel qu'il soit, s'expose à la morbidité : l'hygiéniste et le diététicien seuls savent ce qu'ils mangent et, en connaissant les effets, marchent « *au clair* » dans la vie... »

Docteur T^o. OUISMONS,
Rédacteur à l'*Avenir* de Bruxelles.

RÉSUMÉ
DE LA
THÉORIE DU VÉGÉTARISME RATIONNEL

Nous laissons ici la parole au Dr Bonnejoy, à qui nous avons demandé de nous donner lui-même un exposé de la doctrine végétarienne : nos lecteurs, assurément, nous sauront gré de cette condescendance : car qui, mieux que son principal apôtre aujourd'hui en France, aurait pu le faire avec plus d'autorité?

(Note de la Rédaction.)

*
* *

C'est une erreur bien commune, dans notre pays du moins, que celle qui confond le « *Végétalisme* » avec le « *Végétarisme* » et fait, de ce dernier, un synonyme d'alimentation végétale ou légumiste exclusive. On n'ignore pas que certaines sectes végétariennes de l'étranger proscrivent, sans raison scientifique, des aliments comme le lait ou les œufs, etc.; mais l'essence du Végétarisme, et surtout du « *Végétarisme rationnel Français* », est de ne s'appuyer, dans la règle diététique, que sur la science et la raison, et de se distinguer en cela des doctrines de secte se fondant sur des considérations plus ou moins étrangères à ces deux bases.

Gleizès (1773-1843) est, en France, le fondateur et le précurseur du Végétarisme, qu'il pratiqua cinquante ans de sa vie dans ses domaines au pied des Pyrénées. C'est pour s'être écarté en certains points de ses principes que, jusqu'alors, les tentatives faites chez nous pour établir la Doctrine ont eu peu de succès, malgré son exemple cependant concluant. Mais le Végétarisme rationnel, se ralliant aux idées et à la pratique du premier fondateur, et s'appuyant sur les découvertes modernes des Microbes et de la Panspermie : Basé, du reste, aussi sur mon expérimentation propre, a établi trois axiomes de diététique qu'on peut appeler « *Le Trépied Végétarien* » [1].

C'est en appliquant strictement ces trois conditions que Gleizès arriva à la santé par un Végétarisme de cinquante ans : et les modernes, qui croient faussement ou d'après des idées préconçues qu'il donne l'anémie, n'ont expérimenté que ce que le professeur Raoux, de Lausanne, et son école appellent : « le faux-végétarisme », avec lequel, en effet, le danger d'antinutrition

---

[1] 1° La force reconstituante générale de l'aliment réside là où la Nature a mis la vie en puissance ou à l'état *chrysalidal*, c'est-à-dire dans les grains, les graines, tubercules, fruits, les œufs, les laits ou leurs dérivés, etc., etc.; mais la viande ou cadavre n'est qu'un *caput mortuum* ayant déjà épuisé son cycle nutritif, ne contenant que des produits de désassimilation et, partant, impropre à la bonne alimentation.

2° L'aliment, l'air, et en général tout ce que l'on introduit dans le corps, doit présenter : pureté absolue, fraîcheur et absence complète de falsifications, de « tripotages » ou d'adultération, si minimes qu'ils paraissent être.

3° Comme corollaire et moyen d'application, il faut « Ποιεῖν σαυτόν. » c'est-à-dire, autant qu'il est possible à chacun, fabriquer ou produire chez soi ses aliments ou boissons, pour arriver aux résultats ci-dessus.

et de morbidité est aussi grand qu'avec la diététique nécrophagique.

Le premier de ces axiomes est, par le fait, le plus important, et c'est celui sur lequel s'appuie tout l'ensemble de la doctrine végétarienne. Ce n'est pas ici le lieu d'entrer dans la discussion de ses preuves; je renvoie, pour cela, aux traités spéciaux : notamment au « Manuel de Végétarisme » de l'éminent professeur de Lausanne (1881), à la thèse de Mme le Dr Kingsford (1880, Paris), etc.

Le deuxième est tout aussi strict, mais c'est celui, malgré son importance, à l'accomplissement duquel on ne fait pas toujours assez d'attention, ce qui alors produit un « faux-végétarisme », qui donne des résultats déplorables et, conséquemment, détourne de la Doctrine.

Le troisième sera nécessaire jusqu'à ce que la falsification moderne, qui a pris, en tout, de colossales proportions, ne nous livre plus de ces produits toxifiés qui nous morbifient sous ombre d'alimentation; car nous sommes là tout à fait sans défense : il n'y a pas absolument d'autre moyen contre elle que celui-là, et qui ne peut l'employer est forcément exposé au faux-végétarisme.

Ce dernier axiome était soigneusement et toujours suivi par Gleizès qui, de plus, quand il allait en voyage, préparait ses aliments lui-même, et toujours avec ses mêmes vases : toutes ses biographies en font foi. Cette recherche peut ne pouvoir pas être employée par tout le monde; mais les résultats obtenus sont en raison directe du soin qu'on y apporte ; car l'expérience démontre que, pour la santé, il n'y a pas de précaution inutile.

Liebig, dans ses « lettres sur la chimie », disait naguère : « L'action des différents aliments sur le cerveau varie évidemment suivant certains principes particuliers qu'ils renferment. Et en effet on conçoit que des nécrophages, tout imbibés des molécules d'animaux essentiellement traîtres, faux, trigauds, sournois, égoïstes, etc., ce qui se lit clairement dans leur regard faux et torve, etc., ne puissent penser ni agir différemment que la nature dont ils sont composés. Ceux d'entre eux qui sont exception à cette loi font preuve d'une nature d'élite : mais l'influence n'en est pas moins positive et se remarque sur la généralité : le fait a été aussi remarqué par Gleizès.

Cette influence n'a pas échappé aux législateurs religieux : les Brahmes sont végétariens au point de perdre leur caste pour une seule infraction nécrophagique; et, chez les chrétiens, le Végétarisme est strict pour les saints, les moines, etc., les classes dirigeantes ou supérieures, et mitigé pour le commun des fidèles pratiquants.

C'est une vérité démontrée par tous les physiologistes, que les éléments sont identiques dans la composition des végétaux et des animaux. Les premiers contiennent même, chez certains, plus de substance azotée ou nutritive que les seconds. D'ailleurs l'exemple des ouvriers Italiens végétariens, qui font deux ou trois fois plus de besogne que les Français nécrophages, est là pour le prouver. Il en est de même des Belges, des Indous, des Chinois et autres populations nourries uniquement d'aliments végétariens. Je renvoie pour cette constatation, qui serait trop longue, aux ouvrages spéciaux sus-visés.

L'alcoolisme est le compagnon obligé de la nécrophagie. Avec elle, s'en défaire est presqu'au-dessus des forces humaines, car l'alcool devient un besoin de l'estomac pour la digestion : et cette nécessité s'opposant à tous les efforts, on va vite sur la pente. Aujourd'hui l'absorption préalable ou terminale aux repas du petit verre de liqueur alcoolique quelconque est entrée dans les mœurs à mesure que la nécrophagie grandissait. Le Végétarisme, seul, ne s'accompagnant jamais du besoin d'alcool, détruit naturellement, chez ses adeptes, le hideux alcoolisme ; il est le meilleur allié de la tempérance, mais il la rend inutile en temps que vertu isolée, car c'est son essence même.

La théorie microbienne, conquête de la science qui, dans l'avenir, immortalisera la fin du XIXe siècle et le nom de Pasteur, dont elle est le plus beau titre de gloire, nous montre le stock énorme, presque incommensurable, des germes ou cadavres des microbes, tant animaux que végétaux ; morbides, nocifs ou indifférents, qui bondent l'atmosphère des villes ou « *marais humains* », et dont une partie se voit à l'œil nu dans les poussières d'un rayon de soleil : vérité inconnue des inconscients qui s'y entassent.

On conçoit bien qu'il ne peut être que fort nuisible d'absorber tant de corps étrangers dont la présence dans le sang, où ils se rendent directement par le poumon, quand elle ne donne pas quelque maladie contagieuse ou zymotique, a néanmoins pour effet de rendre anémique, affaibli et maladif : c'est ce qu'on observe plus ou moins chez tous les urbains.

Or, cette absorption continue de matière animale ne peut qu'avoir des effets funestes, surtout alors que, croyant faussement se fortifier, ils se nécrophagient encore à outrance. De la sorte, les deux portes de l'absorption vitale sont obstruées par l'animalisation kréophagique; et c'est alors que l'on peut dire des classes riches ou élevées, qui suivent à grands frais ce faux et funeste régime, qui les rend si faibles de santé : « que ce n'est vraiment pas la peine d'avoir à sa disposition tous les éléments de la vie pour ne savoir pas s'en servir et pour mener l'existence la plus anti-hygiénique, terminée rapidement par des infirmités précoces et la mort, ou pour s'annihiler et se morbifier de toute façon. »

Il ne faut pas tirer de là la conclusion que le Végétarisme est absolument impossible dans la Panspermie des villes; il y produit tout de même son effet salutaire : et ce serait méconnaître les nombreux Végétariens que le soin de leur fortune ou autre raison force d'y rester. Mais les faits sont là; et la théorie Pastorienne des Microbes démontre à l'évidence cette sorte de nécrophagie panspermique obligatoire et forcée qui courbe sous son niveau égalitaire les Végétariens comme tous les autres. L'idéal de l'homme qui le peut doit évidemment être le Végétarisme dans l'air pur des champs ou des jardins; car là il donne tous les résultats sanitaires et curatifs qu'on est en droit d'en attendre.

Dans un remarquable article du Dr Saffray, paru en 1885, dans le nº 23 du *Manuel général de l'instruction primaire*, l'auteur fait ressortir cette vérité, trop oubliée de nos nécrophages modernes, qui font de leur régime une sorte de *nec plus ultra* hors duquel point de santé ni de forces : que le régime carnivore est sur terre celui d'une infime minorité où précisément ne se trouve que maladie, faiblesse ou épuisement précoce : celle des gens riches ou d'une partie des urbains. Il prévoit même l'épuisement, à délai rapproché, du stock des animaux de boucherie, qui deviennent de plus en plus chers et rares. Payen a établi une bonne ration de travail composée de riz et de fèves, ce qui contredit la prétention ci-dessus; et d'ailleurs l'Asie tout entière est remplie de peuples végétariens, etc. En France, le département du Lot, un des plus végétariens, est au premier rang pour la longévité, etc. Il termine en établissant que l'avenir de la France est tout entier en Diététique, dans le Végétarisme, et que ce régime est celui qui convient surtout à l'homme de science ou d'intelligence, chose démontrée par l'Histoire..., etc., etc.

En effet, le système nécrophagique n'a guère pris de l'extension chez nous que depuis une cinquantaine d'années : auparavant, il était l'apanage surtout des classes riches, qui se sont successivement détruites ou annihilées et dégénérées par lui; et qui, si elles n'étaient renouvelées de temps en temps par des parvenus, autrefois d'un régime à peu près végétarien que dans l'ignorance diététique générale ils ne veulent alors plus garder, s'éteindraient rapidement. Cet engouement a été amené par cette remarque que des ouvriers Anglais employés aux travaux des premiers *rails-ways* et nourris de *bifstecks* saignants et à peine cuits, fournissaient plus de travail que certains Français de régime ordinaire. Mais ce qu'on ne voyait pas, c'est que les premiers s'épuisent rapidement, tandis que les Français végétariens, bien qu'inférieurs en apparence, reprennent l'avantage si on additionne la somme *totale* de travail individuel produit. L'analogie est parfaite avec les animaux : les bêtes de somme et de force sont des ruminants herbivores, comme le bœuf, l'éléphant, etc.; tandis que les carnivores, les grands félins, etc., quoique capables d'un effort énergique, ne peuvent pas le soutenir et sont, peu de temps après, rapidement épuisés et prostrés. Les ouvriers végétariens, belges et italiens, cités tout à l'heure, contredisent, du reste, ce faux raisonnement.

Il n'est pas rare de voir les jockeys et gens d'écurie d'entraînement anglais, dont le régime spécial est à peu près exclusivement composé de roostbeefs ou de bifsteacks saignants avec du «gin» ou du «brandwin» (eau-de-vie), être obligés de se mettre à quatre ou cinq pour faire l'ouvrage qu'un Français remplirait aisément seul. Si ces gens sont agiles et montent bien à cheval, en revanche ils ne sont pas forts. C'est aussi tout l'analogue des animaux carnivores. Comme eux, ils sont incapables d'un travail de force et soutenu; de même que leurs boxeurs, lesquels dépensent en une seule fois toute leur énergie, et ont, après, besoin d'un long temps et de soins pour se remettre et la récupérer.

L'alcoolisme, nous venons de le voir, va de pair avec la nécrophagie; il sévit d'une manière horrible et indéracinable chez les populations nécrophages. Là aussi, l'analogie ou même l'identité est à peu près complète avec l'ivresse kréophagique. Ce sont frère et sœur, et l'un ne va pas sans l'autre, l'appelle, le produit et l'accompagne : jamais on ne pourra déraciner l'un si on laisse subsister l'autre. C'est là une des vérités les mieux établies par les nombreuses écoles végétariennes de l'Étranger.

C'est un article de foi chez nos ménagères nécrophages du jour, qu'on ne saurait établir le menu d'un repas convenable sans viande, d'un bout de l'année à l'autre. J'ai répondu à ce paradoxe dans mes « *Principes d'alimentation rationnelle* » (1), où j'ai donné le « Calendrier végétarien », c'est-à-dire la liste, par mois, des produits végétariens, et ils sont nombreux.

La viande est un aliment, c'est incontestable, mais c'en est un mauvais et morbigène ; incapable d'entretenir seul la vie, et qui n'est supporté par l'économie que temporairement, à défaut d'autres, et toujours à charge de minoration de la santé. Celle-ci s'épuise vite sous l'excitation factice que donne la nécrophagie, et qui est analogue à celle des alcools, sorte de « coup de fouet » : or, si les coups de fouet font travailler un peu un mauvais cheval, ce ne peut évidemment constituer un régime unique et normal.

Il est à remarquer que c'est le Végétarisme seul qui construit l'homme dans sa première enfance : on ne pourrait absolument pas alors le nourrir avec des jus de viande ou des consommés, si savamment faits qu'ils fussent. Les succédanés du lait de la mère appartiennent aussi à la Diététique végétarienne : alors, la nature l'exige impérieusement ; plus tard, elle peut s'en départir ; mais, qui ne voit qu'elle a toujours sa préférence et que ce qui doit maintenir ou réparer

(1) Un volume in-12, chez Berthier, 104, boulevard Saint-Germain, Paris, 1884.

l'homme au mieux, c'est le régime végétarien, qui l'a fait ce qu'il est...

On sait que le régime nécrophago-alcoolique est tout à fait contraire à la lactation, dont il tarit les sources : tandis qu'au contraire le régime végétarien, les soupes, potages, etc., sont connues populairement pour être favorables aux nourrices. Ici le fait et l'instinct populaire sont d'accord avec la logique.

Notre mâchoire, qui n'est pas constituée comme celle des carnivores, indique évidemment que la chair du cadavre n'est point notre aliment de normalité. Elle a plutôt été faite pour broyer des fruits, des grains ou leurs dérivés, etc. ; mais, dit-on, l'homme est omnivore; oui! mais pas comme on pourrait le croire : c'est-à-dire que, par un bénéfice de nature, *il peut,* quand il n'a pas autre chose, se nourrir, mal, de bien des sortes de substances, même, prétendent certains voyageurs, de « terre-glaise » ; mais la seule nourriture qui soit indiquée par la nature est bien la végétarienne. Les grands singes, si colossalement robustes, sont essentiellement frugivores, et, au moins par ce côté, notre nature a beaucoup d'analogie avec la leur.

Les traités de physiologie s'accordent à dire qu'il faut à l'homme pour vivre en santé une certaine quantité de matière azotée; or, ce dont les nécrophages ne se doutent guère, c'est que les grains, graines, etc., en renferment deux ou trois fois plus que la viande. qui, en outre, n'en a point d'amylacée ni de sucrée, et c'est pour cela qu'elle n'est point, comme le pain, le lait, etc., un aliment complet. Je suis forcé de renvoyer, comme ci-dessus, pour la démonstration de cette importante vérité, du reste de notoriété dans la science.

Mais si les chiffres des physiologistes sont utiles pour l'enseignement et la démonstration, quand il s'agit de la vie de tous les jours, ils n'ont plus que peu d'importance : tellement qu'on pourrait affirmer qu'une ration quotidienne, calculée sur leurs données et toujours la même, ne serait pas longtemps supportée par l'estomac. L'homme n'est point un verre à expérience : Il est « ondoyant et divers »... Les tempéraments diffèrent comme les individus, les saisons, les goûts, etc. Un physiologiste serait un fort mauvais cuisinier, et en définitive les théories doivent s'effacer devant la pratique, qui, on le conçoit, importe seule; qui, la plupart du temps, n'est pas d'accord avec elles, et qui surtout est toute en faveur du Végétarisme rationnel Français, que je préconise.

Le Végétarisme, en médecine, répudie l'insensée polypharmacie du jour; il traite et guérit ses malades par les moyens naturels. C'est la *Physiatrie :* une doctrine inconnue chez nous de notre « pédantocratie » officielle, qui la dédaigne, et pourtant elle est en honneur chez nos voisins, où elle donne de beaux résultats dans de nombreux établissements dirigés par des docteurs en médecine qui ont publié des traités sur la matière.

La Physiatrie n'emploie que les influences naturelles et combinées de l'air et de l'eau très purs, de la promenade matinale pieds nus, et suivie d'une savante hydrothérapie, du Végétarisme, des plantes indigènes, de l'aération nocturne, des bains de soleil et d'air, de la Diète raisonnée, ou abstention, plus ou moins stricte, de l'aliment, etc., etc., mais à l'exclusion à peu près complète des drogues médicales ou poisons pharmaceutiques.

Chez nous, au contraire, la thérapeutique s'égare de plus en plus dans les « essais » toujours renouvelés, des toxiques souvent les plus violents; ou par contre de substances hétéroclites et sans action, auxquelles le hasard ou la spéculation attribuent sans raison des propriétés merveilleuses. La liste des maladies nouvelles s'accroît de jour en jour, grâce à ce système, et la santé publique, battue en brèche chez les bien portants par la nécrophagie alcoolique, chez les malades par ce qu'on peut appeller « la fausse médecine », baisse d'une manière continue chez nous. La population et la natalité diminuent rapidement et nous placent au dernier rang des peuples de l'Europe.

Cette manière d'apprécier la polypharmacie du jour n'est pas aussi nouvelle qu'on pourrait le croire. Sydenham, savant médecin anglais, notamment au siècle dernier, émettait un axiome auquel nos modernes feraient bien de se rallier : contenu dans ce qu'on appelle la « pharmacopée de Sydenham », avec laquelle il disait pouvoir faire toute la médecine : « de l'*opium*, du *kina* et une *lancette* ou un *purgatif* », un calmant, un tonique et un évacuant. C'est en effet le résumé de la thérapeutique. Tout le reste n'étant, pour lui aussi, qu'une superfétation inutile, encombrante, ou même toxique, comme la « Poliph. des Poisons » ci-dessus.

Le mal augmente et s'aggrave de jour en jour; il est grand temps de l'enrayer en adoptant le Végétarisme et la Physiatrie ou la simple thérapeutique d'autrefois, renouvelés, épurés et éclairés par les découvertes modernes de la science, car ce serait, assurément là, le plus puissant régénérateur de l'humanité.

Le Dr Bonnejoy (du Vexin).

ÉNIGME LATINE

Nascitur in spinis, inscribitur octo figuris :
Fine, tribus demptis, unam de mille videbis.

ÉNIGME EN COUPLETS

par M. J.-B. Bonnejoy père, tirée d'un recueil manuscrit inédit (1815).

I

Jadis une énigme bizarre
A mis tout l'Empire en rumeur :
Un pareil succès est fort rare,
Je n'attends pas le même honneur;
Pourtant je renferme, comme elle,
Plus d'un contraste dans mon lot.
Devinez comment on appelle } *bis.*
La chose dont je tais le mot!

II

Large, étroite, longue, petite,
Je suis de toutes les grandeurs :
Jaune pistache, carmélite,
Je suis de toutes les couleurs ;
Et très souvent je suis moins belle
Chez un auteur que chez un sot :
Devinez comment on appelle
La chose dont je tais le mot ! } *bis.*

III

Sans être fleuve ni rivière,
Sur moi l'on voit un petit pont ;
Sans être rose printanière,
Je porte aussi plus d'un bouton :
Contre un bijou que je recèle,
Il se trame plus d'un complot...
Devinez comment on appelle
La chose dont je tais le mot ! } *bis.*

IV

A l'homme, aisément je m'attache,
Je l'embrasse dès son réveil,
Et si parfois je m'en détache,
C'est par respect pour son sommeil ;
Mais l'ingrat, comme criminelle,
Me garrotte de bas en haut.
Devinez comment on appelle
La chose dont je tais le mot ! } *bis.*

ÉNIGME FRANÇAISE ET LATINE

(Même provenance.)

En français, en latin, nous portons même nom :
Mais sommes-nous la même chose? — Non!
« Français : » Lecteur, tu me touches sans cesse;
« Latin : » Pour me toucher, je suis trop loin de toi.
« Français : » Je suis soumis en tout temps à ta loi,
« Latin : » Je te la fais avec ordre et sagesse.
« Français : » Enfin parfois on m'a vu te manquer.
« Latin : » Sur mes bienfaits tu peux toujours compter.

J.-B.-B., 1830.

TRIOLETS — FANTAISIE SUR LES MÊMES RIMES

LA NEIGE TOMBE

Janvier 1887.

Le linceul de neige blanche
Qui les champs ensevelit,
Et qui couvre chaque nid,
Chaque plante et chaque branche...
... Il navre, attriste l'esprit,
Ce linceul de neige blanche.
Il faut qu'il soit! ce maudit :
Car Nature l'a prescrit.
Mais nous aurons la revanche
Du linceul de neige blanche,
Qui les champs ensevelit.

LE SOLSTICE D'ÉTÉ

Juillet.

Elle est loin! la « neige blanche ».
Tout est joie, plus de dépit :
L'oiseau chante dans son nid,
Le vert gai couvre la branche.
Oh! c'est un moment bénit!
Elle est loin la « neige blanche ».
L'été, petit à petit,
A chassé l'hiver maudit :
C'est le temps de la « Revanche »!
Elle est loin, la « neige blanche »!
Tout est joie, plus de dépit.

Dr Br du Vx.

FABLE BASÉE SUR UN FAIT VRAI

LES POULETS, LES CANARDS, LE COCHON, LA VACHE ET LES DEUX CHÈVRES.

Dans un enclos, à Chars, on voyait réunie,
Cette importante colonie :
Une vingtaine de poulets,
Quelques canards, et puis après :
Deux chèvres, une belle vache,
A la robe brune et sans tache,
Puis l'animal « à saucisson »...
C'était une contrefaçon
De l'arche de Noë : d'abord la zizanie
Se mettant dans la colonie;
On s'escrima, criant, bêlant;
Pour la pitance bataillant,
Gloussant, pépiant, grognant, beuglant,
A qui mieux mieux; la cour enclose
Ne retentissait que des cris,
Du tintamarre, ou bien du chamaillis,
Dont le partage était la cause.
Mais bientôt, cependant, le Maître qui voyait
Que tous les jours c'était dispute,
Et qui, de plus, craignait
Les résultats de la lutte :
Vit enfin ses bêtes, un jour,
Se partager comme des frères
Les pitances journalières;
Et puis ensuite, en leur séjour,
Une fraternité touchante,
Réunit constamment ces animaux divers...

Une fable à morale absente
N'est pas complète : *Amis*... mes vers

Vont vous la donner toute bienveillante :
— C'est que sur cette terre, où nous sommes là tous,
Jetés par le destin, il vaut mieux vivre en frères,
Tous unis, nous aimant, que nous montrer jaloux,
Acariâtres, méchants, de mauvais caractères...

Le 1er juin 1887. Dr Bn du Vx.

STANCES FAMILIÈRES A UN AMI POÈTE ET VÉGÉTARIEN

I

. . . .

II

Que je voudrais, de ton langage
Parler l'idiome divin,
Et le plier à mon usage !
Hélas ! j'essaie... C'est en vain...

III

Oh ! s'il me donnait son appui,
Celui qui « du progrès sublime
» Nous montre la plus haute cime... »
Honneur ! honneur ! honneur à lui.

IV

Oui ! s'il voulait, sur son Pégase
Me prendre en croupe, moi ! chétif ;
Du haut de la sublime base
J'instruirais le monde attentif.

V

Je combattrais le hideux vice
Qui, bien plus que l'on ne le croit,
A sa source dans l'artifice
De ce qu'on mange ou que l'on boit.

STANCES A Mme L. C., OFFICIER D'ACADÉMIE

AU CHATEAU DES F... (MAINE-ET-LOIRE)

RÉPONSE A UNE QUESTION EN VERS SUR LE VÉGÉTARISME

Solstice d'hiver. Décembre 1887.

I

Aimer les fruits, Madame, est bien :
C'est comme aimer aussi la rose ;
Mais pour être Végétarien,
Il faut encor quelqu'autre chose.

II

Il faut... mais vous le savez mieux,
D'une vile nécrophagie
Refuser l'usage odieux
Qui nous minore et morbifie.

. . . .

VIII

Il faut enfin que de vertu,
De tolérance, de franchise
Le Végétarien soit vêtu
Et qu'il répudie la sottise.

IX

Car c'est une religion,
Madame, que Végétarisme
Suivi dans sa perfection,
L'essence du christianisme.

STANCES INTIMES EN RONDEAUX

A UN VIEIL AMI DE LA FAMILLE.

Janvier 1888.

I

. . . .
. . . .

VIII

Souvenez-vous d'A...,
Il y a longtemps, hélas!
Quand nous cueillions des lilas,
Que j'étais gamin agile,
Espiègle ou indocile.
Souvenez-vous d'A...,
Il y a longtemps, hélas!

IX

Aujourd'hui la soixantaine
Approche et m'envahira;
Et bientôt me pèsera
Du fardeau des ans la peine :
Je n'ai plus pareille aubaine...
Aujourd'hui la soixantaine
Approche et m'envahira...

. . . .
. . . .
Etc., etc.

Dr Br

STANCES A Mme L. C., OFFICIER D'ACADÉMIE

AU CHATEAU DES F... (MAINE-ET-LOIRE)

RÉPONSE A UNE QUESTION EN VERS SUR LE VÉGÉTARISME

Solstice d'hiver, Décembre 1887.

I

Aimer les fruits, Madame, est bien :
C'est comme aimer aussi la rose ;
Mais pour être Végétarien,
Il faut encor quelqu'autre chose.

II

Il faut... mais vous le savez mieux,
D'une vile nécrophagie
Refuser l'usage odieux
Qui nous minore et morbifie.

. . . .

VIII

Il faut enfin que de vertu,
De tolérance, de franchise
Le Végétarien soit vêtu
Et qu'il répudie la sottise.

IX

Car c'est une religion,
Madame, que Végétarisme
Suivi dans sa perfection,
L'essence du christianisme.

X

Son effet moralisateur
Est indéniable, et puis, en somme,
C'est le régime d'un auteur
Ou de quiconque instruit l'homme.

XI

Chère « collègue », moi, je crois
Que je prêche une convertie
Végétarienne... et que ma voix
Ne sera, chez vous, démentie.

ENVOI

Aimable Dame, à vous enfin,
Le Bon An, humble, je souhaite ;
Et puis désire qu'à la fin,
En tout vous soyez satisfaite.

Dr Br.

APPENDICE

ESQUISSE GRAPHOLOGIQUE

« Le style c'est l'homme », a dit un solennel classique : c'est là un élément de la question dans l'appréciation d'un caractère ; mais il en est un autre, bien plus personnel et saisissant, sorte de photographie inconsciente où l'être se peint tout entier de lui-même ; et avec des traits que les observateurs sagaces traduisent aujourd'hui avec une sûreté, qui leur retrace la personnalité elle-même, plus complète que les lignes de l'image. Grâce à la Graphologie, on ne pourrait mettre au XIXe siècle finissant, ce quatrain du bon vieux temps, gravé sous le portrait, daté de 1609, de *Louise Bourgeois*, la sage-femme de Marie de Médicis, dans un rarissime petit volume plusieurs fois réédité au XVIIe siècle :

« *En ce parfaict tableau le défaut de peinture*
» *Se cognoist aujourd'hui clairement à nos yeux,*
» *Pour ce qu'on n'y peut veoir que du corps la figure,*
» *Non l'esprit, admiré pour chef-d'œuvre des cieux.* »

Ni celui-ci, que l'on voit sous le très rare portrait du cardinal *Du Perron*, par Léonard Gaultier, au XVIe siècle ou au commencement du XVIIe :

« *Voicy les traits d'un visage mortel,*
» *Le parangon de l'humaine sagesse :*
» *La main n'a peu, à toutte son adresse,*
» *Peindre les dons de l'esprit immortel.* »

Mais aujourd'hui, ces appréciations hyperboliques ne sont plus de mise : le lecteur du XIXe siècle veut être renseigné, et que les louanges, quand il y en a, soient motivées.

Nous avons eu la bonne fortune de pouvoir nous procurer un autographe de notre Docteur, billet d'envoi à un ami, peut-être un de ceux de ses poésies... ou autre; à coup sûr, homme de talent et d'esprit, car il l'a jugé digne de le comprendre et d'apprécier la philosophie élevée et prime-sautière d'originalité, semée dans ses écrits. Nous l'avons fait reproduire, et soumis à un élève distingué de Desbarolles et de l'abbé Michon : M. L. B.

Voici le résultat résumé de ses investigations :

« Deux choses à considérer, dans un spécimen d'écriture un peu étendu, et qui se corroborent et vérifient l'une par l'autre... : Le sujet ou le style, et la nature des signes graphiques : ce qu'on peut appeler leur langage.

» Pour le style, on remarque, dans la teneur de ce billet, l'effort d'un homme dont les idées prime-sautières ne trouvent pas dans la langue l'expression qui leur convient, et qui en choisit d'autres de toutes

SIG. DOCTORIS

C Vx. Jeudi —

Ami

Vci que je v[ous] fais tenir mon travail sur la « Concubinarité »...

Que dites-v[ou]s de nos modernes « Microbophages » et de l'immense aveuglement où n[ou]s nous morfondons tous !!! Qu'il est vrai, l'humoristique axiome, et si méprisé, de Rousseau : « L'haleine de l'homme est mortelle « à son semblable » !!! Combien le Diététicien, qui sçait et voit, marche en avant de ses contemporains [illegible] — Mais qui va trop en avant de la masse ignorante est autant seul que qui se tient trop en arrière... et c'est là le vrai sens de l'Horatianesque : — « Odi profanum vulgus et arceo »...

B. Amical shake-hand

S. Bonnejoy Dr

M. B. [illegible] etc
Propriét. Chais (Octo.)

pièces et à sa fantaisie. Cet esprit, assurément, a des théories ou des idées au-dessus du vulgaire : il est en avant de son siècle, c'est un réformateur ou un chef d'école.

» En même temps, bon, affectueux et sans morgue. Outre l'abandon amical, on y voit l'homme d'études à qui s'est révélée une vérité scientifique, et qui, loin de la garder pour lui, sous le boisseau, cherche généreusement, au contraire, à la faire connaître au siècle indifférent.

» Une légère teinte d'amertume enjouée semble indiquer qu'il rencontre quelque résistance, ce qui n'a rien d'étonnant du reste, car quelle vérité a jamais été acceptée sans lutte? C'est le lot de tout précurseur et l'auteur du billet paraît l'accepter avec courage et sans défaillance.

» Un billet intime montre bien mieux le caractère réel qu'une écriture officielle. Celui-ci fait voir que son auteur a l'intuition de sa valeur; mais, sans qu'il soit infatué d'orgueil, il la laisse deviner, modestement, bien plus qu'il ne l'étale au grand jour.

» Passons maintenant à la Graphologie pure, et voyons si elle confirme et étend ce que nous venons de déduire.

» Le raisonnement, l'analyse et l'intuition se prêtent mutuellement leurs forces normales, avec beaucoup d'intensivité, ce qui est indiqué par la rareté de lettres liées et l'aspect posé de l'écriture.

» Les barres des *t* terminées en massue et barrées en retour indiquent la volonté arrêtée et l'obstination généreuse dans le vrai.

» Les crochets des *m* ou des autres lettres arrondis ; les lignes droites montrent la générosité et la confiance prudente en soi, comme aussi font les finales allongées, les mots et lignes distancés convenablement.

» La franchise, la douceur sont indiquées par la régularité des lettres et des lignes. La poésie, la fantaisie, l'amour de l'art et l'aptitude artistique, le sont par une certaine grâce, une désinvolture dans les lettres et dans les majuscules, les floritures des finales, surtout par les majuscules affectant une forme typographique et gracieuse.

» A coup sûr l'auteur du billet se relit et se corrige (voir l'*F* de la première ligue), les soulignures à l'encre rouge [1], comme la première initiale; recherche qui n'est pas commune, indiquent la fantaisie artistique et l'ingéniosité qui se distingue : ce qui résulte aussi du cachet de gauche, que nous avons appris être son œuvre, et contenir, dans un gracieux et subtil monogramme, toutes les lettres de son nom.

» Enfin, l'ensemble de cette écriture montre, chez son auteur, de grandes qualités, une science profonde alliée à la modestie, et l'épanouissement du savoir ferme et convaincu, basé sur une longue expérience; qualités que l'on retrouve aussi, pour les mêmes raisons, dans l'autographe du savant Pasteur, que nous avons donné dans le cours de cet ouvrage, et qui présente beaucoup d'analogie avec celui que nous venons d'étudier.

» L.-J. B^ry^,

» Élève de Desbarolles et de l'abbé Michon. »

---

(1) En photogravure, comme en photographie, *le rouge* vient en noir pour le reproduire il faudrait deux planches et deux impressions,

Le Docteur BONNEJOY

Pas de figure plus sympathique ni d'âme plus sincèrement aimable que le Dr Bonnejoy du Vexin. Chez ce savant médecin, se trouvent réunies une érudition profonde et une spiritualité rare par ce temps de pédantisme. Lauréat de la Société d'Encouragement au Bien, le Dr Bonnejoy du Vexin, après s'être fait l'apôtre de l'électrothérapie, est devenu le chef du Végétarisme rationnel, encore appelé Végétarisme français, à cause de la nationalité de son chef. Ce régime, qu'il ne faut pas confondre avec le Végétalisme, nous est prédit comme allant devenir universel par le Dr Saffray. L'école végétarienne remplace l'aliment mort, tel que la viande, par un aliment contenant la vie à l'état latent, tel que l'œuf, les grains et les fruits : n'est-ce pas rationnel? Nous pouvons donc à juste titre regarder le Dr Bonnejoy du Vexin comme l'une des plus grandes gloires de notre époque et, souvenons-nous-en, de notre pays. Déjà l'Allemagne et l'Angleterre nous envient cet honneur, car partout dans ces pays s'organisent des établissements d'études et de pratiques végétariennes, depuis soixante ans. Comme nous l'avons dit, le chef de l'école végétarienne est un érudit et, pouvons-nous ajouter, un artiste : témoins, pour l'un ses belles collections archéologiques, ses écrits sur l'archéologie et l'histoire ou les mégalithes, pour l'autre ses dessins et les gravures de ses nombreux ouvrages qu'il a exécutés d'une manière magistrale. Le Dr Bonnejoy du Vexin est d'ailleurs membre de nombreuses Sociétés savantes : l'Institut international dont il est le président, la Société archéologique de Lorraine, etc. Le Dr Bonnejoy dont les travaux sont commentés jusqu'en Amérique, est directeur de l'établissement médical de Chars (Seine-et-Oise).

Dr Ouismons.

(Petit Polyglotte, octobre 1887.)

Bordeaux. — Imp. G. Gounouilhou, rue Guiraude, 11.

www.ingramcontent.com/pod-product-compliance
Lightning Source LLC
LaVergne TN
LVHW012001160826
845678LV00002B/659

* 9 7 8 2 3 2 9 6 1 6 5 0 6 *